BEI GRIN MACHT SICH IHR
WISSEN BEZAHLT

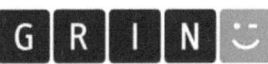

Andreas Delvos

Warum ist Demografie, Alterung und Gesundheit ein wichtiges Thema für das Gesundheitsmanagement?

GRIN Verlag

Bibliografische Information der Deutschen Nationalbibliothek:

Die Deutsche Bibliothek verzeichnet diese Publikation in der Deutschen National-
bibliografie; detaillierte bibliografische Daten sind im Internet über http://dnb.d-
nb.de/ abrufbar.

Impressum:

Copyright © 2005 GRIN Verlag GmbH
Druck und Bindung: Books on Demand GmbH, Norderstedt Germany
ISBN: 978-3-638-88279-8

Dieses Buch bei GRIN:

http://www.grin.com/de/e-book/49498/warum-ist-demografie-alterung-und-
gesundheit-ein-wichtiges-thema-fuer

GRIN - Your knowledge has value

Der GRIN Verlag publiziert seit 1998 wissenschaftliche Arbeiten von Studenten, Hochschullehrern und anderen Akademikern als eBook und gedrucktes Buch. Die Verlagswebsite www.grin.com ist die ideale Plattform zur Veröffentlichung von Hausarbeiten, Abschlussarbeiten, wissenschaftlichen Aufsätzen, Dissertationen und Fachbüchern.

Besuchen Sie uns im Internet:

http://www.grin.com/

http://www.facebook.com/grincom

http://www.twitter.com/grin_com

Universität Bielefeld

Weiterbildendes Fernstudium
Angewandte Gesundheitswissenschaften

Hausarbeit zur 1. Studienbegleitenden Prüfung

Warum ist Demografie, Alterung und Gesundheit ein wichtiges Thema für das Gesundheitsmanagement?

Vorgelegt von: Andreas Delvos
Vorgelegt am: 25.08.2005

1. Einleitung

Sehr geehrte Damen und Herren,

„Alt werden bei guter Gesundheit", dieser Wunsch geht in unserer Gesellschaft für immer mehr Menschen in Erfüllung…" (Schmidt, U. 2004).

Doch der Weg hin zu einem gesunden Altern für die ganze Gesellschaft ist noch sehr steinig und birgt Gefahren. So wird besonders der demographische Wandel in Zukunft eine der größten Herausforderungen für unser Land sein. Hierbei ist es nicht entscheidend, dass es zahlenmäßig mehr ältere Menschen in einer Bevölkerung gibt, sondern dass sich deren Zusammensetzung insgesamt mehr in Richtung ältere Menschen verschiebt. Die zunehmende Alterung der Bevölkerung ist ein Problem mit gravierenden Auswirkungen auf unsere sozialen Lebensweisen und Sicherungssysteme insbesondere dem Gesundheitssystem (Bundesministerium des Inneren, 2004). Somit ist der demografische Wandel für das Gesundheitsmanagement ein bedeutendes Thema, weil er nach neuen Strategien verlangt, die es heute schon zu planen gilt.

Ich möchte daher in meinem Vortrag zuerst einen kurzen Überblick über den zu erwartenden demografischen Wandel in Deutschland mit seinen Auswirkungen auf das Gesundheitssystem geben. Danach werde ich erläutern, was die zukünftigen Anforderungen an die kurative Medizin, Pflege, Rehabilitation, Prävention und Gesundheitsförderung sein werden um der Herausforderung einer alternden Gesellschaft zu begegnen und welche Rolle hierbei insbesondere das Gesundheitsmanagement spielt. An einem Beispiel aus dem Bereich Pflege möchte ich dann zum Schluss noch aufzeigen über welche Qualifikationen die Beschäftigten des Gesundheitsmanagements verfügen müssen, um dem zukünftig veränderten Versorgungsbedarf gerecht zu werden.

2. Demografische Entwicklung

Die demografische Entwicklung wird im Wesentlichen durch zwei Faktoren geprägt: zum einen durch die zunehmende Alterung der Bevölkerung, die sich aufgrund der steigenden Lebenserwartung und der sinkenden Geburtenrate ergibt, sowie durch die Migration, also die Zu- und Abwanderung von Bevölkerungsteilen.

Die Geburtenrate in Deutschland liegt derzeit auf einem niedrigen Niveau von rechnerisch 1,3 Kindern je Frau. Es wird erwartet, dass ab 2011 eine Konstanz der Geburtenhäufigkeit von 1,4 Kindern pro Frau bis zum Jahr 2050 besteht. Damit ist die Geburtenrate weit entfernt von der ideal-theoretischen Zahl von 2,1 Kindern pro Frau, um eine Bevölkerung durch sich selbst konstant halten zu können. Diese niedrige Geburtenziffer bedeutet auch, dass jede Generation um ein Drittel abnimmt, da sowohl die Anzahl potenzieller Eltern als auch die Geburten je Frau zurückgegangen sind (Statistisches Bundesamt, 2003).

Die Gründe für den Verzicht auf Kinder sind vielfältiger Natur. So ist diese Entwicklung geprägt durch eine Reihe von ökonomischen, sozialen und psychologischen Faktoren, die mittlerweile Bestandteile des sozialen Lebens geworden sind. So hat sich beispielsweise die Struktur von Lebensgemeinschaften geändert. Viele Menschen wählen für sich nicht mehr das Lebensmodell Ehe und wünschen sich Kinder. Oftmals bleiben sie auch ganz alleine. Ein anderer Grund ist ökonomischen Ursprungs. Durch einen

1

oftmals späteren Berufseinstieg, oder der Arbeit und Karriere der Frau, stehen zunächst die Etablierung im Berufsleben und die finanzielle Absicherung im Vordergrund. Kinder werden in diesem Zusammenhang oft als Kostenfaktor angesehen, den man sich auf Grund der sonstigen sozialen Anforderungen nicht mehr leisten kann und will. Zudem hat die Familie, begründet durch das Vorhandensein moderner staatlicher Sicherungssysteme wie z.b. die Renten- oder Pflegeversicherung, ihre Bedeutung als sozialer Sicherungsfaktor eingebüßt.

Neben der sinkenden Geburtenrate kommt es zudem zu einem veränderten Anstieg der Lebenserwartung, was ebenfalls einen Einfluss auf die demografische Entwicklung hat. Grund hierfür sind Fortschritte im Gesundheitswesen, die Entwicklung im medizinisch-technischen Bereich, Hygiene, Ernährung, Veränderungen bei den Wohn- und Arbeitsbedingungen sowie der gestiegene materielle Wohlstand. So nahm seit Ende des 19. Jahrhunderts vor allem die Säuglings- und Kindersterblichkeit spürbar ab. Starben vor 100 Jahren noch 200 von 1000 Kindern im ersten Lebensjahr, so sind es heute nur noch vier Kinder (Statistisches Bundesamt, 2003). Durch die sich verändernden Lebensbedingungen erhöhte sich zudem seit Beginn des 20. Jahrhunderts die Lebenserwartung von neugeborenen Kindern um ca. 30 Jahre. So hatte ein um 1910 geborener Junge eine Lebenserwartung von 47 Jahren und ein Mädchen von 51 Jahren. In den Jahren 1998 bis 2000 geborene Jungen haben dagegen eine Lebenserwartung von 75 und Mädchen von 81 Lebensjahren. Doch auch die durchschnittlich zu erwartende Lebenszeit der älteren Bevölkerung, ausgedrückt in der fernen Lebenserwartung, hat sich verlängert. So kann ein heute 60-jähriger Mann damit rechnen, noch etwa 19 Jahre zu leben. Vor hundert Jahren hatte er eine um ca. 6 Jahre geringere ferne Lebenserwartung. Bei den 60-jährigen Frauen liegt sie heute bei noch etwa 23 Jahren zu erwartender Lebenszeit, während diese vor hundert Jahren ca. 14 Jahre weniger betrug (Statistisches Bundesamt, 2003).

Ein weiterer Anstieg der Lebenserwartung in diesem Maße ist schwer zu prognostizieren, doch kann mit Blick auf andere entwickelte Staaten der Welt davon ausgegangen werden, dass Verbesserungen in der medizinischen und sozialen Versorgung und eine gesundheitsbewusstere Lebensweise noch zu einem weiteren Anstieg in Deutschland führen können (Statistisches Bundesamt, 2003). Gleichzeitig kann man aber auch von einer Verlangsamung der Entwicklung ausgehen, da die Möglichkeiten von nachhaltigen Veränderungen oder der scheinbar grenzenlose Fortschritt, insbesondere im medizinisch-technischen Bereich des Gesundheitswesens, auch an ihre Grenzen stoßen.

Die geburtenstarken Jahrgänge werden in den nächsten 50 Jahren in die hohen Altersgruppen hineinwachsen. Dadurch werden auch die jährlichen Sterbefälle steigen. Bei gleichzeitig zu erwartenden niedrigen Geburtenraten wird es zu einem Schrumpfen der Bevölkerung kommen, wenn die Sterbefälle die Zahl der Geburten übersteigen. Es ist zu erwarten, dass im Jahr 2010 über 300.000 Menschen, und im Jahr 2030 über 500.000 Personen mehr sterben als geboren werden (Statistisches Bundesamt, 2003).

Die Migration, also die Einwanderung ausländischer Personen, kann das Schrumpfen der deutschen Bevölkerung nur verlangsamen. Eine völlige Umkehr, hin zu einem positiven Wachstum der Bevölkerungszahl in Deutschland, kann durch Migration jedoch nicht erwartet werden. Die Attraktivität Deutschlands als Einwanderungsland hängt im Wesentlichen von der politischen, demographischen oder wirtschaftlichen Situation in den Herkunftsländern ab und gleichzeitig von der Situation auf dem deutschen Arbeitsmarkt, sowie der wirtschaftlichen und sozialen Attraktivität Deutschlands im Allgemeinen. In Folge der sich ändernden Attraktivität Deutschlands als Einwanderungsland muss man bei der Betrachtung der zukünftigen demografischen Entwicklung Deutschlands auch von unterschiedlichen Szenarien der Einwanderungszahlen ausgehen. Grundsätzlich kann aber gesagt werden, dass die Migration einen langfristig positiven Verjüngungseffekt für die demografische Entwicklung Deutschlands hat, da in der Regel die zuziehenden ausländischen Personen zu einer jungen und gesunden Bevölkerungsschicht gehören. (Statistisches Bundesamt, 2003).

Wie wirken sich also nun sinkende Geburtenzahlen, steigende Lebenserwartung und unterschiedliche Migrationspotenziale auf die zukünftig zu erwartende demografische Entwicklung Deutschlands konkret aus? Betrachten wir dazu die Bevölkerungspyramiden von 1910, 2001 und 2050 (Siehe Grafik 1, S.II). Der Bevölkerungsaufbau von 1910 entspricht noch wirklich dem Bild einer Pyramide. Eine breite junge Basis mit einer nach oben hin sich verjüngenden Spitze im Alter zeigt, dass damals noch eine große Geburtenrate bestand. Die jüngeren Jahrgänge waren stets in der Mehrzahl gegenüber dem nächstfolgenden älteren Jahrgang. Die Bevölkerungsverteilung von 2001 gleicht demgegenüber einer Bemerkung des Bevölkerungsstatistikers Paul Flaskämper, mehr einer „zerzausten Wettertanne" (Statistisches Bundesamt, 2003). Neben den Einkerbungen durch die Kriege kann man deutlich erkennen, dass die Zahl der unter 30-jährigen geringer ist als die der über 30-jährigen. Hier zeigt sich schon stark die abnehmende Geburtenrate. Die 30-45 jährigen stellen einen noch starken Geburtsjahrgang da. Ebenso ist es bei den 60-80 jährigen.

Die heutige Altersstruktur hat auch schon einen starken Einfluss auf die künftige Bevölkerungszahl und deren Aufbau. Denn die heute geburtenstarken mittleren Jahrgänge wechseln ab dem Jahr 2020 allmählich in das Seniorenalter über. Damit wird der Anteil der Älteren an der Bevölkerung zunehmen. Bei weiterhin gleich niedrig bleibender Geburtenrate wird die Bevölkerungspyramide im Jahr 2050 eher einem schlanken Pilz gleichen. Zumindest im oberen Altersbereich wird es keine klare Entwicklung hin zu einer Spitze geben sondern eine Art breiter Hut bildet den Abschluss. Bei der näheren Betrachtung der Bevölkerungszusammensetzung sieht man, dass nach neuesten Modellrechnungen der Anteil der 65-Jährigen und älteren von heute 17,1% auf 29,6% im Jahre 2050 steigen wird. Ebenso erhöht sich der Anteil der Hochbetagten (80 Jahre und älter) von 0,5% im Jahre 1910 auf heute 4% und auf ca. 12% im Jahre 2050 (Bundesministerium des Inneren 2004, siehe auch Grafik 2, S. III). Es werden immer mehr ältere Menschen immer weniger jüngeren Menschen gegenüber stehen.

Die zu erwartenden Bevölkerungszahlen schwanken unterschiedlich je nach Modellrechnungstyp von heute 82 Mio. Menschen, dann zwischen 60,1 Mio. bis 72,0 Mio. Menschen im Jahr 2050. Bei der Berechnung kommt es darauf an welches Maß bei der zu erwartenden Geburtenrate und Zuwanderungsrate berücksichtigt wird. Ebenso wird dann auch der Altersquotient, also der Anteil der 60-jährigen und Älteren auf je 100 Personen im Alter von 20 bis unter 60 Jahren, von heute 38,6 auf 76,4 bis 99,1 im Jahre 2050 ansteigen (Schlussbericht der Enquete-Kommission, 2002). Die große Bandbreite wird wieder durch unterschiedliche Annahmen der Bevölkerungsentwicklung verursacht. Man erkennt aber deutlich wie stark dieser zukünftig ansteigen wird. Immer mehr Ältere Menschen werden weniger jüngeren Menschen im erwerbsfähigen Alter gegenüber stehen.

Doch selbst eine große Kinderzahl und Geburtenrate würde jetzt nichts mehr an der Zunahme der älteren Bevölkerung in einigen Jahrzehnten ändern. Die Alterung der Bevölkerung ist heute schon in der jetzigen Bevölkerung festgelegt, weil die Rentner von morgen schon geboren sind und damit ihre Zahl auch schon bekannt ist. Selbst Geburtenraten oder Zuwanderungen in den heutigen Größenordnungen können den Prozess der demographischen Alterung lediglich verlangsamen aber nicht völlig umkehren (Bundesministerium des Inneren, 2004)

2.1 Veränderungen des Krankheitsspektrums

Die demografische Entwicklung hat natürlich auch Auswirkungen auf das Krankheitsspektrum. Dies wird wiederum unser Gesundheitssystem im großen Maße beeinflussen und einen veränderten Versorgungsbedarf bewirken.

Das Krankheitsspektrum hat sich in den letzten 100 Jahren geändert. Waren es früher eher Infektionskrankheiten die die größte Rolle spielten, so sind es heute die chronisch degenerativen Krankheiten. Allen voran sind es Krankheiten des Herz-Kreislauf-Systems, bösartige Neubildungen und Krankheiten des Bewegungs- und Stützapparates. Gerade diese Krankheitsbilder haben aber auch ihre Tücken, da sie nur bedingt durch die kurative Medizin aufzuhalten sind. Die Medizin kann bei diesen langsam fortschreitenden Krankheitsbildern zwar vorübergehend Linderung der Beschwerden oder Symptome erreichen, aber keine Heilung im Sinne einer vollständigen Wiederherstellung der vollen Leistungsfähigkeit. Die kurative Medizin ist eigentlich darauf ausgerichtet, ursächliche Zusammenhänge von Beschwerden zu suchen und vollständig zu therapieren. Chronisch degenerative Erkrankungen haben aber zumeist keine abgrenzbaren Ursachen. Sie entstehen durch ein Zusammenwirken mehrerer Faktoren auf unterschiedlichen Regulationsebenen, wie zum Beispiel genetische oder psychologische Faktoren oder Umwelteinflüsse, was daher eine vollständige Heilung erschwert (Gerber, U. & von Stünzner, W. 1999). Abschließend kann man erwarten, dass bei zunehmender Lebensspanne besonders der Anteil chronisch kranker Menschen, die ärztlicher oder pflegerischer Versorgung bedürfen, im Alter weiter zunehmen wird.

2.2 Auswirkungen auf das Gesundheitssystem

Welche Auswirkungen hat nun die demografische Entwicklung auf das Gesundheitssystem genau? Kann man pauschal sagen es wird mehr ältere Menschen mit mehr Krankheiten und dadurch verbunden steigende Kosten geben?

Das deutsche Gesundheitssystem ist so ausgerichtet, dass eine hochwertige und für die gesamte Bevölkerung zugängliche medizinische Versorgung mit einem quantitativ großen Versorgungsnetzwerk besteht. Diese Quantität und Qualität hat sicher ihren Preis. Allerdings wird der Kostendruck auf das System immer größer weil Nutzen und Aufwand in einem schon derzeit nicht angemessenen wirtschaftlichen Verhältnis zueinander stehen. Die Versorgung zeigt insgesamt oftmals starke Qualitäts- und Effizienzmängel bei der Nutzung des Gesamtsystems. Hinzu kommt auch noch individuelles gesundheitliches Fehlverhalten. Die demografische Entwicklung wird zweierlei Auswirkungen auf das derzeitige Gesundheitssystem haben. Einerseits hat die Zunahme älterer Menschen im Rentenalter eine geringere Einnahmeseite in der gesetzlichen Krankenversicherung zur Folge, was dann Einfluss auf die Finanzierung des Systems hat. Zwar zahlen Rentner weiterhin Beiträge zur gesetzlichen Krankenersicherung doch orientieren sich diese an dem niedrigen Rentenniveau. Gleichzeitig nimmt auch der Anteil junger gut verdienender Beitragszahler an der Gesamtbevölkerung ab. Die Finanzierung des

Systems in der Zukunft ist somit nicht gesichert (Enquete-Kommission, 2002). Allerdings möchte ich Lösungsmöglichkeiten oder Gestaltungsmöglichkeiten für die Finanzierung des zukünftigen Gesundheitssystems hier nicht weiter thematisieren. Als zweites wird die demographische Entwicklung die Ausgabenseite des Gesundheitssystems beeinflussen. In welcher Form dies geschehen wird, dazu werden zwei unterschiedliche Thesen diskutiert.

Laut Kompressionsthese soll die verlängerte Lebenserwartung auch mit einem Hinausschieben schwerer gesundheitlicher Beeinträchtigungen verbunden sein. Die Menschen bleiben aufgrund der besseren Hygiene, gesünderen Lebensweise und Ernährung und sonstigen Verbesserungen im medizinisch-technischen Bereich länger am Leben und werden somit bis kurz vor Ihrem Tod mit funktionalen Einschränkungen im Leben verschont was zu keinen zusätzlichen Kosten aufgrund des Alters führen würde. Bei der pessimistischen Medikalisierungsthese ist vieles genau umgekehrt. Die verlängerte Lebenserwartung führt vielfach zu einer verlängerten Patientenkarriere mit chronischen Erkrankungsformen (Tumorerkrankungen, Verschleißerscheinungen, Herz-Kreislauferkrankungen, Diabetes mellitus, Demenz). So wären die letzten Lebensjahre stark durch erhöhte funktionale Einschränkungen und Pflegebedürftigkeit beeinflusst, was wiederum höhere Kosten verursacht. Als Synthese wird ein bi-modales Konzept angesehen, bei dem es zu einem verbesserten Gesundheitszustand der kommenden Generationen mit längerer Lebenserwartung kommt, gleichzeitig aber der Anteil behinderter, gesundheitlich beeinträchtigter und pflegebedürftiger älterer Menschen zunehmen wird. Genau sind solche Prognosen aber nicht sicher zu beurteilen und zu erstellen (Pfeifer, D. & Raffauf, P. 2005).

Lassen sie mich aber hierzu ein paar Beispiele und Zahlen nennen. Schon heute leiden ca. 50 Prozent aller Deutschen an einer chronischen Erkrankung und fast ein Viertel aller gesetzlich Versicherten leiden an einer oder mehreren Erkrankungen wie Diabetes mellitus, Brustkrebs, Asthma, Herzinsuffizienz, Bluthochdruck, koronare Herzerkrankung. (Enquete -Kommission (2002) zit. Lauterbach/Wille, 2001). Auch im gerontopsychatrischen Bereich sind starke Änderungen zu erwarten. Ausgehend vom Jahr 1992, könnte bei der Prävalenz der Demenz-Erkrankungen ein Anstieg bis 2050 um 240-325 Prozent geschätzt werden (Enquete-Kommission (2002) zit. Dinkel, 1996). Allein 85% der 70-90 jährigen gehen regelmäßig zu einem niedergelassenen Mediziner, und zwar bis zu sechsmal im Quartal. Unter Kostengesichtspunkten betrachtet zeigt sich dabei jedoch, dass jeder Arztkontakt Verschreibungen induziert und deshalb zur Ausgabensteigerung beiträgt. Häufig reichen medizinische Diagnosen alleine aber nicht aus, um den körperlichen Gesundheitszustand älterer Menschen zu beschreiben. Es sind vielmehr auch die Auswirkungen von Erkrankungen, verbunden mit Funktionseinschränkungen, die eine Belastung für die älteren Menschen darstellen (Robert Koch Institut ,2005).

Bei der Pflegeversorgung sieht es ähnlich aus. Die mögliche Entwicklung der Pflegeleistungen unter Berücksichtigung unterschiedlicher Mortalitätsraten besagt einen Anstieg von Pflegeleistungsempfängern von 1,86 Mio. Menschen im Jahr 2000 auf 2,98-3,26 Mio. Menschen im Jahr 2050 (Enquete-Kommission (2002) zit. Rothgang 2001) Hierbei muss auch ein besonderes Augenmerk auf die Pflegepersonen fallen. Drei Viertel aller Personen, die häusliche Pflege betreiben stehen in einem engen verwandtschaftlichen Verhältnis. Es ist zu erwarten, dass es in der Zukunft durch den familiären Strukturwandel, wie z.b. vermehrte Scheidungen und Wiederverheiratungen und der stärkeren Individualisierung (Singlehaushalte), zu einem abnehmenden Unterstützungspotenzial kommt (Garms-Homolova, V. & Schaeffer, D. 2003). Für die Zukunft stellt sich die Frage, ob durch den derzeitigen modernen Lebenswandel die heute mittlere Generation im höheren Alter noch über genügend Verwandte verfügen wird, die als Pflegepersonen in Betracht kommen. Dies würde wiederum zu einem erhöhten professionellen Einsatz von Pflegekräften führen, die zu finanzieren sind.

Die quantitative Zunahme älterer Menschen wird also ein bestimmender Faktor bei der Bedarfsplanung und Gestaltung des Gesundheitswesens werden. In Zukunft wird die Behandlung, Betreuung oder Pflege alter Menschen immer mehr ins Zentrum der Versorgung rücken. Ebenso ändert sich durch die wirtschaftliche und kulturelle Ausgangslage das Krankheitsspektrum in allen Bevölkerungsschichten. Eine Umstrukturierung des Gesundheits- und Versorgungssystems ist aber bislang noch nicht geglückt. Genau hier liegt aber die zukünftige zentrale Aufgabe der Gesundheitspolitik und des Gesundheitsmanagements (Hurrelmann, K., 1999).

3. Gesundheitsmanagement

Was aber ist Gesundheitsmanagement? Wie kann es helfen? Lassen sie mich dazu zu erst einmal grundsätzliches erklären, was Management bedeutet. „Management darf nicht mit Verwaltung verwechselt werden. Management heißt planvolles, adaptives, flexibles Handeln auf der Führungsebene von sozialen oder kommerziellen Organisationen, während Verwaltung vor allem das durch Gesetze, Verordnungen, Satzungen oder Vereinbarungen festgelegte Handeln umschreibt:" (Schwartz, F. et al 2003, S. 695). Management umfasst vereinfacht gesagt die Schritte Zieldefinition, Problemanalyse, Entwicklung von Lösungen, Prioritäten und Strategien, Aktions- und Ressourcenplanung, Machbarkeitsprüfungen, Allokation und Implementation und Evaluation. Dabei kann man noch speziell zwischen dem externen und internen Management unterscheiden. Beim externen Management liegt der Schwerpunkt bei der Beziehung der eigenen Organisation zu ihrer Umwelt, der Entwicklung von Unternehmenspolitiken, der Setzung von Prioritäten, der Weiterentwicklung finanzieller und personeller Ressourcen und der Modifikation und Anpassung der eigenen Organisation. Das interne Management befasst sich mit der Steuerung und Organisation der Mitarbeiter um Unternehmensziele zu erreichen. Dies soll durch Mitarbeiter geschehen, die einerseits als einzelnes Individuum angesprochen und motiviert sind, andererseits aber in Hinblick auf die Organisations- und Unternehmensziele hin in organisierten Gruppen zusammenarbeiten sollen (Schwartz, F. et al 2003).

Auf das Gesundheitswesen bezogen kann man viele Managementansätze in folgende Grundorientierungen unterteilen:
- Beim populations– oder gemeindebezogen Gesundheitsmanagement wird eine Planung und Organisation einer möglichst Bevölkerungsdeckenden Versorgung auf Länderebene unternommen (Schwartz, F. et al, 2003).
- Das anbieterorientierte Gesundheitsmanagement beschäftigt sich unter anderem mit der Bedarfsplanung der ambulanten Versorgung um optimal den quantitativen Anforderungen z.B. an öffentlichen Krankenhäusern gerecht zu werden. Hierzu zählt auch das Human-Ressources Management welches sich mit dem Einsatz, der Funktion und Führung der menschlichen Arbeitskraft in Organisationen des Gesundheitswesens beschäftigt. Als Letztes zählt noch die Technologieplanung dazu, welche sich mit der Evaluation neu einzuführender teurer Technik beschäftigt (Schwartz, F. et al 2003).

- Beim Patienten- und konsumorientierten Gesundheitsmanagement wurde die Qualitätsdiskussion im Gesundheitswesen lange Zeit vor allem nur ökonomie- und professionsorientiert geführt. Neuerdings steht aber die Befriedigung der gesundheitsspezifischen Kunden-Bedürfnisse immer mehr im Mittelpunkt des Gesundheitsmanagements. So wird die gesundheitliche Versorgung als Ansatz eines kundenorientierten Managements immer mehr als ein Aspekt der Dienstleistungswirtschaft angesehen (Schwartz, F. et al 2003).

- Beim systemorientierten Gesundheitsmanagement liegt der Blickwinkel auf der Planung, Ausrichtung und nötigenfalls vollkommenen Neuorientierung des Gesundheitssystems im Allgemeinen. (Schwartz, F. et al, 2003).

Diese Unterpunkte sind hauptsächlich betriebs- bzw. volkswirtschaftlicher Natur um einen Konsens zwischen Kostendruck und optimaler Versorgung zu finden. Ziel ist dabei grundsätzlich die optimale gesundheitliche Versorgung der Bevölkerung zwecks längstmöglicher Erhaltung der individuellen Gesundheit unter ökonomischen Gesichtspunkten. Gesundheitsmanagement erstreckt sich sowohl auf politischer, gesellschaftlicher, betrieblicher oder aber auch einfach nur auf der individuellen Ebene. Gesundheitsmanagement ist somit vielmehr ein Oberbegriff und ist nicht nur primär betriebswirtschaftlich belegt. So möchte ich kurz einige Beispiele anführen. Der einzelne Mensch kann beispielsweise durch aktive und gesundheitsbewusste Lebensführung seine Gesundheit auf der individuellen Ebene „managen". Oder Krankenkassen können durch Gesundheits- oder Rehabilitationsberater gezielt mit speziellen Gesundheitsangeboten oder als „Lotse" durch das Gesundheitssystem gegenüber dem Versicherten agieren (Stichwort: Fallmanagement -> case-management). Ebenso findet Gesundheitsmanagement auch auf betrieblicher Ebene statt. Betriebliches Gesundheitsmanagement umfasst dann Maßnahmen, die die individuelle Gesundheit der Beschäftigten ebenso fördern, wie die Arbeitsorganisation, die Arbeitsumgebung und die Arbeitsprozesse. Ebenso umfasst Gesundheitsmanagement auch eine gezielte Gesundheitspolitik, die sich um die Gestaltung und Ausrichtung des Gesundheitswesens und um die Bedürfnisse der Versicherten als Kunden kümmert.

3.1 Zukünftige Anforderung an die kurative Medizin

Besonders das medizinische Versorgungssystem wird durch die Veränderung der Bevölkerungsstruktur vor veränderte Anforderungen gestellt, da ältere Menschen öfter medizinische Leistungen in Anspruch nehmen. Es haben sich aber auch die Formen der behandlungsbedürftigen Beschwerden geändert. Hierin liegt auch eine Schwierigkeit, da ein Teil der Beeinträchtigungen älterer Menschen der kurativen Medizin nur bedingt zugänglich sind. So geht es in Zukunft weniger darum, dass Menschen nur möglichst lange leben, sondern auch, dass sie während ihres Lebens eine möglichst hohe Lebensqualität, besonders im hohen Alter, haben. Gerade durch chronische Erkrankungen entsteht hier eine neue Herausforderung, den Erhalt und die Förderung von Lebensqualität älterer Menschen langfristig zu sichern (Gerber, U., von Stünzner, W. 1999). Es müsste eine stärkere Ausrichtung auf eine evidenzbasierte und auf Multimorbidität ausgerichtete Versorgung geschehen, wobei soziale, psychische, lebensweltliche und biographische Bezüge der Patienten im Versorgungsprozess berücksichtigt werden müssen (Enquete-Kommission (2002) zit. Sachverständigenrat für die Konzertierte Aktion im Gesundheitswesen 2000/2001c).

Für die medizinische Seite sollte in Zukunft bei der Aus- Fort- und Weiterbildung von Ärzten ein besonderer Schwerpunkt im geriatrischen Bereich zur Kompetenzvermittlung gelegt werden. Dies gilt insbesondere bei den Hausärzten, da diese meist über einen längeren Zeitraum mit der Vorgeschichte und der Lebenssituation älterer Patienten vertraut sind und eine optimale Betreuung und Koordination der Versorgung leisten könnten. (Enquete-Kommission, 2002).

Die strikte Trennung in den Bereichen ambulante und stationäre Versorgung führt auch zu Problemen die gelöst werden müssen. Oftmals kommt es nicht zu einer notwendigen Zusammenarbeit mit gezielten Informations- und Wissensaustausch zwischen ambulant arbeitenden Ärzten, den Fachärzten und den im Krankenhaus arbeitenden Ärzten. Häufig werden daraufhin widersprüchliche Behandlungsprinzipien und Therapieansätze aufgrund der Behandlungsfreiheit der beteiligten Ärzte, meist auch noch bei denselben Patienten durchgeführt. Die Über-, Unter und einfache Fehlversorgung führen zu Defiziten in der Versorgungsqualität mit höheren Ressourceneinsatz. Durch stetige Fortbildung, zum Beispiel der Ärzte, kann erreicht werden, dass ein Qualitätsstandard einer evidenzbasierten Medizin erreicht wird (Enquete-Kommission, 2002).

Als Letztes sei für die medizinische Versorgung noch die kulturell und traditionell begründete andersartige Denkweise von Migranten ebenfalls als Herausforderung genannt. Schon Gesundheit und Krankheit werden von dieser Bevölkerungsgruppe oft wegen der unterschiedlichen Denkweise anders empfunden, als bei uns in Deutschland. Die Nichtbeachtung dieser Denkweisen von niedergelassenen Ärzten oder in Krankenhäusern kann zu erheblichen Missverständnissen oder zu Beeinträchtigungen im Heilungsprozess führen. Die Schaffung von ethno-medizinischen Zentren, die den Anforderungen an eine andere kulturelle Einstellung gerecht werden, kann ein Beitrag zur Lösung sein. Ebenso wäre eine verstärkte Zulassung von ausländischen Ärzten oder die Fort- und Weiterbildung inländischer Ärzte, Therapeuten sowie des Pflegepersonals wünschenswert. Die Beachtung der Interkulturalität ist eine zukünftige Herausforderung des Gesundheitsmanagements (Enquete-Kommission, 2002).

3.2 Zukünftige Anforderung an die Pflege und Rehabilitation

Für die Zukunft ist anzunehmen, dass auch ein erhöter Pflegeaufwand für immer mehr lebenslang kinderlose Menschen auf das Gesundheitssystem zukommt. Diese Menschen müssen im Alter auch betreut und gepflegt werden da die traditionellen familiären Strukturen, die normalerweise einen Großteil der Pflegeleistungen erbracht hätten, nicht mehr vorhanden sind (Birg, H. 2000), oder nicht mehr zu dieser Hilfeleistung bereit sind. Die „Dienstleistung Pflege" bedarf zukünftig besonders durch das Management einer vernünftigen Planung, was die Ausrichtung, Qualität und die Kapazitäten, insbesondere im personellen Bereich, angeht.

Was die Zunahme von Pflegefällen im Alter betrifft, so geht man auch hier auch vom bi-modalen Modell, wie bei der vorhin erwähnten zu erwartenden Morbiditätsentwicklung, aus. Falls es in Zukunft gelingt, durch gesündere Lebensführung und gezielte Prävention und Rehabilitation den Eintritt von Pflegebedürftigkeit in ein höheres Lebensalter zu verschieben, kann der Anstieg der Zahl der Pflegebedürftigen deutlich schwächer ausfallen (Enquete-Kommission, 2002).

Ein weiteres Problem ist auch, dass im Gegensatz zur krankheitsbedingten Akutbehandlung die Pflegebedürftigkeit nur schwer rückgängig zu machen ist und längerfristigen Einsatz bedeutet. Allerdings sind auch in diesem Bereich immer mehr neue Ansätze zu erkennen. Durch geeignete Altersrehabilitation (geriatrische Rehabilitation) könnten eine Vielzahl von im Alter auftretenden Funktionseinschränkungen oder Beschwerden erheblich abgemildert werden. Daher kommt insbesondere dem Ausbau einer Altersrehabilitationsstruktur durch das Gesundheitsmanagement eine besondere Bedeutung zu (Garms-Homolova, V. & Schaeffer, D. 2003).

Auch für die ambulante Pflege und die Rehabilitation ergeben sich Herausforderungen bei der Betreuung von Migranten. Vielfach begegnen ihnen Umgangsformen, Interaktionsweisen, Lebensgewohnheiten oder Krankheits- und Pflegeverständnisse die ihnen fremd sind oder sich auch gegen das normale professionelle Verständnis von Pflege richten. Hierauf ist dieser Berufszweig noch nicht bedarfsgerecht für die Zukunft ausgerichtet. Neben Schulungen von Pflegekräften wäre die Schaffung von Pflegeangeboten speziell für ausländische Pflegebedürftige, zum Beispiel in Form eigenständiger Einrichtungen oder durch Einheiten innerhalb etablierter Einrichtungen (Enquete-Kommission, 2002), ein passender Lösungsansatz. Schon das Angebot von Beratung und Informationen in muttersprachlicher Form wäre oftmals hilfreich.

3.3 Zukünftige Anforderung an die Gesundheitsförderung und Prävention

Obwohl sich in vielen Bereichen bereits Präventionsprogramme bewährt haben, fehlt doch bislang in Deutschland die Einsicht qualitativ hochwertige und vor allen Dingen national koordinierte Programme zu schaffen. Der bisherige Mitteleinsatz in Deutschland ist im internationalen Vergleich zwar genauso hoch, doch mangelt es an Struktur und Effektivität. Es fehlt eine gesundheitspolitische Linie, die die Akzeptanz fördert, Prävention und Gesundheitsförderung als vielleicht wichtigstes Instrument zur Gestaltung des zukünftigen Gesundheitswesens zu sehen (Enquete-Kommission (2002) zit. Lauterbach, 2001a).

Der Gesundheitszustand einer Bevölkerung sollte schon in jungen, scheinbar gesunden Jahren, ein wichtiges Thema sein. Durch Prävention und Gesundheitsförderung kann man gesundheitlichen Beeinträchtigungen frühzeitig entgegenwirken, anstatt sie später einfach nur kostenintensiv zu kurieren (Enquete-Kommission, 2002). Für die jüngeren Bevölkerungsschichten sollte man auf die Entwicklung wirksamer Strategien der Gesundheitsförderung und Prävention bauen. Für das höhere und höchste Alter hingegen sollten problem- und bedarfsgerechte Versorgungs- und Betreuungsmöglichkeiten mit dem Ziel der Erhaltung der Funktionalität für ein längstmögliches selbstständiges Leben im Alltag entwickelt werden. (Garms-Homolova, V. & Schaeffer, D. 2003).

Besonders wegen der zu erwartenden langen Vorlaufzeit bei Präventionsprogrammen sollte man schon jetzt eine Verlagerung der Prioritäten hin zur Prävention forcieren. Als wichtigste notwendige Bestandteile seien nationale Herz- und Kreislaufprogramme, ein Anti-Tabakprogramm und Krebsfrüherkennungskampagnen genannt (Pfeifer, D. & Raffauf, P., 2005). Hier besteht noch großes Entwicklungspotenzial, welches es im Rahmen des Gesundheitsmanagements zu überdenken und zu gestalten gilt.

4. Anforderung an die Kompetenzentwicklung der beteiligten Gesundheits- berufe

Die am Gesundheitssystem beteiligten Berufe insgesamt werden sich aufgrund der demografischen Entwicklung ändern und anpassen müssen. Die klassischen Zuständigkeiten der Akteure werden sich verschieben, beziehungsweise neue Gewichtungen erhalten. Die derzeit nur unkoordinierte episodenhafte Krankheitsversorgung einzelner Personen reicht einfach nicht mehr aus. Eine bessere Verzahnung und Koordination im ambulanten Bereich durch sektorenübergreifende Strukturen, statt immer nur feste Kompetenzabläufe scheinbar zuständiger Versorger wäre wünschenswert (Enquete-Kommission, 2002). Neue Ideen und schon teilweise realisierte Formen wie Praxisnetze, Praxisgemeinschaften, Kooperationsstrukturen zwischen Medizin und Pflege, die integrierte Versorgung, Hausarztmodelle, Medical Centers und Disease Management Programme stehen für eine zukünftig stärker kooperierende Versorgungsstruktur. Als Bindeglied zwischen den bislang strikt geteilten Ebenen der Versorgung sollten die Krankenkassen als „Gesundheitsmanager" die Koordination und Abstimmung der einzelnen Leistungserbringer mit übernehmen. Dadurch würden sie auch eine stärkere Bedeutung als das reine Verwalten und Finanzieren von Versicherten und Leistungen erhalten.

Im Bereich der Krankenhausversorgung ist der Weg der Spezialisierung derzeit immer stärker zu beobachten. Ein nächster Schritt könnte die ausschließliche Behandlung von Akutfällen dort sein. Alle weiteren Bereiche der Krankenhausbehandlung wanderten dann mehr in den ambulanten oder pflegerischen Bereich, wodurch die Strukturen dort ebenfalls gestärkt würden. Durch das Wachsen der Bevölkerungsteile der Alten und Älteren, ist die Zunahme der Sterblichkeitshäufigkeit absehbar. Dadurch rücken z.B. die palliative Medizin, die einem Sterbenden den Tod erleichtern soll, oder auch die Hospize immer mehr in den Vordergrund. Der Pflegebereich wird an Bedeutung gewinnen aufgrund der zu erwartenden wachsenden Zahl von Pflegebedürftigen und der gleichzeitigen Abnahme familiärer Versorgungsstrukturen. Die mit Abstand meiste Bedeutung und Aufmerksamkeit in der zukünftigen Entwicklung des Gesundheitssystems wird das Thema Prävention und Gesundheitsförderung erfahren. Hier müssen dringend qualitativ hochwertige Strukturen und Programme entwickelt werden, da durch sie Kosten verursachende Effekte oder Krankheiten beseitigt, verzögert oder gemildert werden können, um somit den zu erwartenden Zugewinn an Lebensjahren bei den älteren Gesellschaftsmitgliedern mit einer akzeptablen Lebensqualität zu versehen (Garms-Homolova, V. & Schaeffer, D. 2003). Es wird zukünftig nicht mehr das Ziel sein, mittels der kurativen Medizin ausschließlich Krankheitssymptome zu behandeln, sondern man will Krankheiten gar nicht erst entstehen lassen.

4.1. Anforderung an die Kompetenzentwicklung beim Gesundheitsmanagement

Das System der Gesetzlichen Krankenversicherung ist neben den äußeren Entwicklungseinflüssen auch mit der Ineffizienz im Inneren konfrontiert. Dies ist auf die Anreizstruktur der Systembeteiligten, als auch auf die mangelnde Koordination der verschiedenen Gesundheitssystembereiche zurück zu führen. Das Gesundheitssystem insgesamt ist ein Wirtschaftsfaktor, der in naher Zukunft mit Sicherheit auf Grund der demo-grafischen Entwicklung noch expandieren wird. Es besteht daher die Notwendigkeit einer neuen Managementkultur. Die bisherigen Führungskräfte waren hauptsächlich nur mit administrativen Tätigkeiten befasst. Man „verwaltete" einfach. Als Beispiel sei hier der stationäre Krankenhaussektor erwähnt. Bis zur Einführung des Gesundheitsstruktur-gesetzes 1993 wirtschafteten beispielsweise die Krankenhäuser nach dem Selbstkosten-deckungsprinzip. Man konnte sich weitestgehend auf die Dokumentation der Ist-Kosten beschränken. Ein unternehmerisches Handeln war nicht unbedingt wichtig. Spätestens mit der bundesweiten Einführung einer leistungsorientierten Vergütung mussten sich Führungskräfte im Krankenhausbereich aktiv dem Wettbewerb stellen, wobei eine stra-tegische Ausrichtung und ständige Neuorientierung am Markt notwendig geworden ist. Diese Neuorientierung erfordert wiederum entsprechend qualifiziertes Personal welches durch Fort- und Weiterbildung seine berufliche und soziale Kompetenz ständig erwei-tert und verbessert. So sind Spezialisierungen oder Kooperationen eine entscheidende Art der Marktpositionierung geworden (Oberender, P. & Fleckenstein, J. 2005). Ebenso wird eine stärkere Kunden-Patientenorientierung wichtig, bei der die Befriedigung der gesundheitsspezifischen Kunden-Bedürfnisse im Mittelpunkt des Gesundheitsmanage-ments steht und als eine Art Dienstleistung angesehen werden (Schwartz, F. et al 2003).

Es werden also an die Entscheidungsträger neue Anforderungen gestellt. Gefragt ist ein fundiertes Wissen im wirtschaftwissenschaftlichen Bereich, damit Transparenz im Leistungs- und Kostenbereich erreicht werden kann. Ebenso wird eine notwendige Sen-sorik für Entscheidungen und das Wissen über die Prozesse des Gesundheitssystems für Führungskräfte erforderlich sein. Die neuen komplexen Zusammenhänge verlangen speziell ausgebildete Führungskräfte, die das Gesundheitssystemdenken beherrschen und durch eine interdisziplinäre Ausbildung den Herausforderungen des zukünftigen Gesundheitsmarktes gewachsen sind (Oberender, P. & Fleckenstein, J. 2005).

Das betriebliche Gesundheitsmanagement ist wiederum von besonderer Bedeutung für alle Führungskräfte innerhalb, als auch außerhalb des Gesundheitswesens. Die Stärkung und Förderung der Mitarbeiterschaft, auch auf der gesundheitlichen und emotionalen Ebene, gewinnt immer mehr unternehmerische Bedeutung, sowohl aus sozialer Verant-wortung den Beschäftigten gegenüber, als auch aus wirtschaftlichen Eigeninteresse. Durch den ständigen Wandel der Lebens- und Arbeitsbedingungen verändern sich auch die Anforderungen an die Menschen in modernen Unternehmen. Die Arbeitnehmerin-nen und Arbeitnehmer sollen heute qualifiziert, motiviert, zufrieden und gesund sein, damit Arbeitsabläufe und Arbeitsorganisationen in Unternehmen funktionsgerecht und ergebnisorientiert erfolgen. Besonders vor dem Hintergrund der sich ändernden demo-grafischen Belegschaftsstruktur gilt es daher, Vorsorge zu treffen. Ein betriebliches Ge-sundheitsmanagement gestaltet und verbessert das Arbeitsklima, die Motivation und Zufriedenheit der Mitarbeiterschaft (Riester, W. 2001). Dies kann beispielsweise durch eine spezielle Arbeitsplatzgestaltung, durch betrieblich angebotene Präventionspro-gramme oder einem offenen Umgang der Belegschaft untereinander als Unternehmens-philosophie geschehen. Das betriebliche Gesundheitsmanagement wird für die erfolg-reiche Führung eines Unternehmens ein unerlässlicher Wettbewerbsfaktor werden.

5. Qualifikationsanforderungen der Beschäftigten des Gesundheitsmanage-ments am Beispiel der Pflege

An die Beschäftigten in den Bereichen der Pflege werden zukünftig höhere Aufgaben und Qualitätsansprüche gestellt werden müssen, da eine Zunahme an pflegebedürftigen Personen aufgrund der demografischen Entwicklung zu erwarten ist.

Anforderungen an Pflegekräfte werden zukünftig höher qualifizierte Leistungen in den Bereichen der Grund- und Behandlungspflege sein. Hinzu kommt eine notwendige Kompetenzentwicklung in der gerontopsychiatrischen Fachpflege, psycho-sozialen Betreuung sowie der Angehörigenberatung und Sterbebegleitung. Ein verstärktes Augenmerk und Gewicht ist außerdem im organisatorischen Bereich bei der Pflegeplanung und der Dokumentation, als zukünftige wichtige Qualifikationsanforderung, zu legen (Enquete-Kommission, 2002).

Für die Führung des Gesundheitsmanagements im Bereich Pflege wird es auch eine große zukünftige Aufgabe sein, Strategien und Angebote zu entwickeln, die sich speziell mit der zunehmenden Bedarfslage der heimischen Bevölkerung und der Bevölkerungsgruppe der Migranten auseinander setzt. Ebenso muss diesbezüglich eine stärkere Fokussierung auf die Aus-Fort- und Weiterbildung der Pflegemitarbeiter und Mitarbeiterinnen erfolgen, da oftmals sich die Bedürfnisse dieser Bevölkerungsgruppe oftmals erheblich von denen einheimischer Menschen unterscheiden und die Pflegekräfte darauf vorbereitet sein müssen.

Eine verbesserte Qualifikation der Mitarbeiter und Mitarbeiterinnen kann schon durch eine Änderung in der Berufsausbildung erreicht werden. Man sollte weg von den zahlreichen geschlossenen Berufstypen, wie z.b. Alten-, Kranken- und Kinderpflege hin zu einer offeneren Ausbildung. Dies ist insbesondere für die Bereiche wichtig, die über rein pflegerische Aufgaben hinaus reichen und sogar medizinische Behandlungspflege zusätzlich leisten müssen (Enquete-Kommission, 2002).

Primär sollte eine stetige Fort- und Weiterbildung der Pflegefachkräfte erfolgen, damit diese immer auf dem neuesten Stand der Arbeitsweisen ihres Berufsfeldes sind und somit ein hohes Maß an Qualität, zum Wohle der Kunden, gewährleisten können.

6. Zusammenfassung

Zusammenfassend kann man also nun festhalten: Die demografische Entwicklung unserer Bevölkerung wird in den nächsten 50 Jahren eine massive Änderung erfahren was die zu erwartende individuelle Lebensspanne, als auch die Zusammensetzung der Bevölkerung betrifft. So werden immer mehr alte und ältere Menschen immer weniger jungen Menschen gegenüber stehen.

Dies wird viele Auswirkungen auf unsere Gesellschaft haben. Gerade für das Gesundheitswesen sind Veränderungen des Krankheitsspektrums hin zu mehr multiplen chronisch-degenerativen Erkrankungen zu erwarten, welche nicht ohne weiteres nur kurativ behandelt werden können. Mit einer generellen Zunahme der Nachfrage nach Gesundheitsleistungen ist zu rechnen und dies hat wiederum Auswirkungen auf die einzelnen Bereiche des Systems.

So wird es eine grundlegende Aufgabe für jede Form des Gesundheitsmanagements sein, für die Zukunft des Gesundheitswesens eine Effizienz- und Qualitätssteigerung der Versorgung zu erreichen. Dies kann unter anderem durch eine bessere Vernetzung oder Koordination und Kooperation der medizinischen, sozialen, pflegerischen und hauswirtschaftlichen Dienste erreicht werden. Ebenfalls wichtig ist schon jetzt eine bedarfsgerechte Planung, Anpassung und notfalls Umstrukturierung von Versorgungskapazitäten. Hinzu kommt noch das Schließen von Lücken im Versorgungsangebot durch den

Aufbau neuer Dienste und Einrichtungen, sowie eine quantitative und qualitative Weiterentwicklung vorhandener Versorgungseinrichtungen. Ebenso kann schon eine heutzutage beginnende stärkere Fokussierung auf Prävention und Gesundheitsförderung zu einem längeren gesunden Leben, mit höherer Qualität insbesondere im Alter, beitragen.

Für das Gesundheitsmanagement ist die Demografie, Alterung und Gesundheit daher ein wichtiges Thema, um sich frühzeitig mit dem zukünftigen Bedarf und den Anforderungen an das Gesundheitswesen auseinander setzen zu können. Denn dann können rechtzeitig Strategien und Veränderungen geplant und eingeleitet werden, um uns den Unwägbarkeiten der Zukunft entgegenzustellen.

Ich danke für ihre Aufmerksamkeit.

Quellennachweis

Literaturverzeichnis:

Birg, H (2000): Perspektiven der Bevölkerungsentwicklung in Deutschland und Europa – Konsequenzen für die sozialen Sicherungssysteme, Internetseite http://www.herwig-birg.de/downloads/dokumente/BVerfG.pdf (zuletzt eingesehen am 20.08.2005)

Bundesministerium für Gesundheit und Soziales (2004): Dritter Bericht über die Entwicklung der Pflegeversicherung, Internetseite des BMGS http://www.bmgs.bund.de/download/broschueren/a503.pdf (zuletzt eingesehen am 20.08.200)

Bundesministerium des Inneren (2004): Der demographische Wandel in Deutschland – ein Überblick, Internetseite des BMI http://www.bmi.bund.de/cln_012/nn_121560/Internet/Navigation/DE/Themen/B evoelkerungsentwicklung/bevoelkerungsentwicklung__node.html__nnn=true (zuletzt eingesehen am 22.08.2005)

Garms-Homolova, V. & Schaeffer, D. (2003): Ältere und Alte, In: Schwartz, F. et al (Hrsg.) Das Public Health Buch – Gesundheit und Gesundheitswesen, Urban & Fischer Verlag München/Jena, S. 675-686

Gerber, U. & von Stünzner, W. (1999): Entstehung, Entwicklung und Aufgaben der Gesundheitswissenschaften, In: K. Hurrelmann (Hrsg.), Gesundheitswissen-schaften / Gesundheitsmanagement, Springer Verlag Berlin Heidelberg, S.9-64

Hurrelmann, K. (1999): Die Arbeitsschwerpunkte der Gesundheitswissenschaften, In: Hurrelmann, K. (Hrsg.) Gesundheitswissenschaften/Gesundheitsmanagement 1999, Springer Verlag Berlin/Heidelberg, S. 1-8

Oberender, P & Fleckenstein, J. (2005): Eine Branche mit Zukunft, Spektrum 1/05, S. 22-23

Pfeifer, D. & Raffauf, P. (2005): Die älter werdende Gesellschaft und die Zukunft der GKV, In: Die Ersatzkassen 07/2005 S. 282-289

Riester, W. (2001): Epilog, In: Bertelsmann Stiftung, Hans-Böckler Stiftung (Hrsg.) Erfolgreich durch Gesundheitsmanagement, Verlag Bertelsmann Stiftung, Gütersloh, S. 323-325

Robert Koch Institut (2005) / Statistisches Bundesamt: Heft 10 Gesundheit im Alter – Gesundheitsberichterstattung des Bundes Internetadresse des Downloads http://www.rki.de/cln_006/nn_226928/DE/Content/GBE/ Gesundheitsberichterstattung/GBEDownloadsT/gesundheit__im__ alter,templateId=raw,property=publicationFile.pdf/gesundheit_im_alter (zuletzt eingesehen am 20.08.2005)

Schlussbericht der Enquete-Kommission (2002): Demographischer Wandel – Herausforderung unserer älter werdenden Gesellschaft an den Einzelnen und die Politik, Internetseite des Bundesministeriums für Gesundheit und Soziales: http://www.bmgs.bund.de/downloads/1408800.pdf (zuletzt eingesehen am 20.07.2005)

Schmidt, U. (2004), S.4: Gesund Altern, Broschüre des Bundesministerium für Gesundheit und Soziale Sicherung, Als Download unter http://www.bmgs.bund.de/download/broschueren/A300.pdf (zuletzt eingesehen am 11.08.2005)

Schwartz, F. et al (2003): Planung und Management, In: Schwartz, F. et al (Hrsg.) Das Public Health Buch – Gesundheit und Gesundheitswesen, Urban & Fischer Verlag München/Jena, S. 695-713

Statistisches Bundesamt (2003): Bevölkerung Deutschlands bis 2050 – 10. koordinierte Bevölkerungsvorausberechnung, Als Download des Statistischen Bundesamtes unter http://www.destatis.de/presse/deutsch/pk/2003/Bevoelkerung_2050.pdf (zuletzt eingesehen am 22.08.2005)

Grafikverzeichnis:

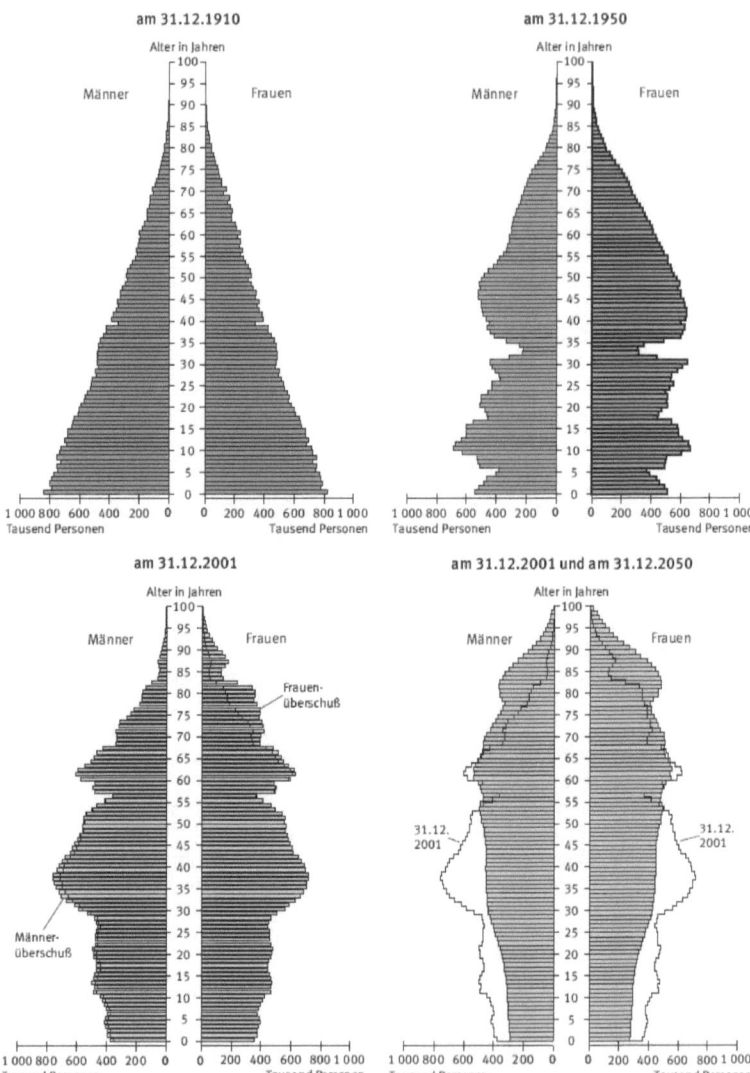

Grafik 1
Altersaufbau der Bevölkerung in Deutschland

Quelle: Statistisches Bundesamt (2003): Bevölkerung Deutschlands bis 2050, S.30

Grafik 2

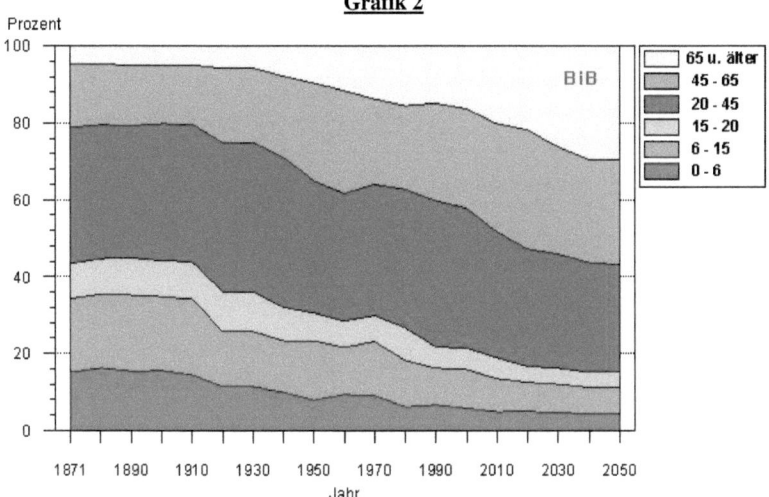

Datenquelle: Statistisches Bundesamt und Bundesministerium des Innern; eigene Berechnungen